Dr.Someshwar.D Mankar
Ms. Dnyanda H. Kangude

Formulação e avaliação de cápsulas de nifidipina por compactação Liquisolid

Dr.Someshwar.D Mankar
Ms. Dnyanda H. Kangude

Formulação e avaliação de cápsulas de nifidipina por compactação Liquisolid

(Nova abordagem para a administração de medicamentos)

Imprint

Any brand names and product names mentioned in this book are subject to trademark, brand or patent protection and are trademarks or registered trademarks of their respective holders. The use of brand names, product names, common names, trade names, product descriptions etc. even without a particular marking in this work is in no way to be construed to mean that such names may be regarded as unrestricted in respect of trademark and brand protection legislation and could thus be used by anyone.

Cover image: www.ingimage.com

This book is a translation from the original published under ISBN 978-620-7-64008-9.

Publisher:
Sciencia Scripts
is a trademark of
Dodo Books Indian Ocean Ltd. and OmniScriptum S.R.L publishing group

120 High Road, East Finchley, London, N2 9ED, United Kingdom
Str. Armeneasca 28/1, office 1, Chisinau MD-2012, Republic of Moldova, Europe
Printed at: see last page
ISBN: 978-620-7-62076-0

Formulação e avaliação de cápsulas de Nifidipina por sistema compacto Liquisolid.

(Nova abordagem para a entrega do medicamento)

Autor : Dr. S.D.Mankar

(Professor assistente, Departamento de Farmácia).

Sra. Dnyanda H. Kangude

(Último ano de Farmácia B, Faculdade de Farmácia Pravara Rural).

<u>RESUMO</u>

A forma de dosagem mais adequada e conveniente é a cápsula. a capacidade de disfarçar os maus sabores e odores. Podem melhorar a biodisponibilidade dos ingredientes activos e dissolvem-se facilmente nos sucos gástricos do trato digestivo. O bloqueador dos canais de cálcio nifedipina é frequentemente utilizado no tratamento da hipertensão arterial sistémica e da angina de peito. A nifedipina tem uma semi-vida relativamente curta de duas horas e é completamente solúvel em água. Por conseguinte, é geralmente reconhecido que a forma mais eficaz de nifedipina para o tratamento de rotina da hipertensão é a forma de cápsula. O principal objetivo da investigação foi criar e avaliar uma forma de dosagem de nifedipina em cápsula de gelatina dura, que é utilizada para tratar a hipertensão. Para melhorar a solubilidade do medicamento, foram utilizados polímeros como o Transcutol e o PEG 400.

Palavras-chave: Nifedipina, Transcutol, Compacto Liquisólido, Fármaco menos solúvel em água

<u>INTRODUÇÃO</u>

O desenvolvimento do sistema de administração oral de medicamentos depende principalmente da solubilidade do fármaco e, por conseguinte, da sua biodisponibilidade oral[1]. Mais de 90 % dos princípios farmacêuticos activos em desenvolvimento e 50 % das formas de dosagem atualmente comercializadas têm problemas de solubilidade. A nifedipina é um dos mais potentes bloqueadores dos canais de cálcio. É amplamente utilizada no tratamento de doenças vasculares, como a hipertensão, a angina de peito e o fenómeno de Raynaud. É um composto altamente apolar, que é completamente absorvido pelo trato gastrointestinal. Mas tem uma biodisponibilidade muito baixa, principalmente devido ao metabolismo pré-sistémico. Devido à solubilidade aquosa limitada, apresenta características de dissolução fracas e a sua absorção oral é limitada pela taxa de dissolução, A nova técnica "liquisolid" pode ser aplicada para formular medicamentos líquidos (isto é, fármacos líquidos oleosos e soluções, suspensões ou emulsões de fármacos sólidos insolúveis em água transportados em veículos líquidos não voláteis) em pó. A técnica compacta liquisolid é uma técnica promissora e inovadora para melhorar a solubilidade e a taxa de dissolução de fármacos pouco solúveis em água.[2] Nesta técnica, a forma líquida de um fármaco num solvente não volátil é convertida em pó de aspeto seco, não aderente e que flui livremente, utilizando materiais de transporte e de revestimento[2, 3]. O principal mecanismo subjacente às formulações liquisólidas é o aumento da molhabilidade e da área de superfície disponível para a libertação do fármaco. Assim, utilizando a técnica do liquisólido, podemos obter uma melhor biodisponibilidade de fármacos pouco solúveis.

NIFIDIPINA :

A nifedipina é um bloqueador dos canais de cálcio dihidropiridínico indicado para o tratamento de vários subtipos de angina de peito e hipertensão.

Nomes de marcas

Adalat, Afeditab CR, Nifediac, Nifedical, Procardia

Nome genérico

Nifedipina

Número de acesso ao DrugBank

DB01115

Antecedentes

A nifedipina, ou BAY a 1040, é um bloqueador dos canais de cálcio do tipo L dihidropiridínico de primeira geração, semelhante à nicardipina.3,10,11,13 A nifedipina foi desenvolvida pela Bayer e descrita pela primeira vez na literatura, juntamente com outras dihidropiridinas, em 1972.11,12 Desde o desenvolvimento da nifedipina, foram desenvolvidas dihidropiridinas de segunda e terceira geração com início de ação mais lento e duração de ação mais longa.10 A mais popular das dihidropiridinas de terceira geração é a amlodipina.10

A nifedipina foi aprovada pela FDA em 31 de dezembro de 1981.13

Tipo

Molécula pequena

Estrutura

REVISÃO DA LITERATURA

1. **Anjana Anil et.al 2018** fez uma revisão sobre o compacto liquisolid: uma abordagem inovadora para o aumento da dissolução. A presente revisão aborda em pormenor a técnica do compacto liquisolid. A rápida dissolução provoca uma rápida absorção do fármaco e, por conseguinte, um rápido início de ação.

2. **Barbora Vranikova et.al 2019** carregamento de fármaco em sistema liquisólido com mistura hidrofílica à base de lípidos. O presente trabalho mostra uma solubilidade significativamente mais rápida do fármaco.

3. **Suram, D. et al 2020** Desenvolvimento, caraterização, estudos farmacocinéticos e farmacodinâmicos comparativos de SMEDDS sólido e compacto liquisólido de iloperidona. Com base no PEG 600 foram seleccionados como surfactante e co-surfactante. O Styloid XDP foi optimizado para a adsorção de SMEDDS líquidos. O Syloid XDP e o Aerosil 200 foram optimizados como material de transporte e de revestimento. Foram seleccionados diferentes óleos, tensioactivos e co-sensioactivos como veículos. O transportador Styloid XDP, Styloid 244FP e manitol. O propilenoglicol, o peg 200, o PEG 400 e o PEG 600 foram estudados como solventes não voláteis.

4. **Kumar, et al 2019** Compactos liquisólidos: uma revisão
A técnica de dispersão molecular de pós de fluxo livre é conseguida através da adição de determinados agentes de revestimento e transportadores adequados. Esta técnica, em comparação com os comprimidos convencionais, tem a capacidade de aumentar a absorção de fármacos menos solúveis na sua forma molecularmente dispersa.

FINALIDADE E OBJECTIVO

OBJECTIVO :

Formular e avaliar a cápsula de nifidipina utilizando a técnica do liquisólido.

OBJECTIVO :

- ➤ Melhorar a biodisponibilidade dos medicamentos insolúveis em água que são administrados por via oral.
- ➤ A absorção pode ser melhorada.
- ➤ Melhorar a taxa de libertação do medicamento.
- ➤ Preparar a formulação utilizando a técnica de liquisolid.
- ➤ Para avaliar a cápsula preparada

PLANO DE TRABALHO

1. **Seleção do problema de investigação**
2. **Revisão da literatura**
3. **Trabalho experimental.**
    1. Secção do medicamento e dos excipientes.
    2. Pré-formulação.
    3. Formulação.
    4. Avaliação da formulação (cápsula).

MATERIAL E MÉTODOS

* **Materiais**

  1. **Ingredientes**

N.º Sr.	Nome do ingridiente	Nome da empresa
1	Nifidipina (medicamento)	Cipla
2	Transcutol	-
3	MCC	-
4	Dióxido de silício	-
5	Amido	-

Tabela 1. Lista dos ingredientes utilizados

Equipamentos

N.º Sr.	Equipamentos	Nome da empresa de fabrico
1	Balança eletrónica	Contech Instrument LTD
2	Aparelho de ensaio de dissolução	Electrolab
3	Aparelho de ensaio de desintegração	Veego
4	Espectrofotómetro U.V	Shimadzu
5	Aparelho de densidade de pancadas	Electrolab
6	Máquina de enchimento de cápsulas	DBIOS
7	IR	Bruker

Tabela 2. Equipamentos

Método:

1. **Formulação**

Formulação de Nifidipina em cápsulas

N.º Sr.	Ingredientes (mg)	F1	F2	F3	F4
1	Rácio (suporte + material de revestimento)	5	10	15	20
2	Nifidipina	300	300	300	300
3	Transcutol	1.522	1.522	1.522	1.522
4	Fator de carga	0.6	0.4	0.28	0.20
5	Transportadora (MCC)	3.037	4.557	6.510	9.114
6	Material de revestimento (Dióxido de silício)	607.5	455.7	433.8	455.4
7	Glidant (amido)	56.7	70.8	90.9	118.2

Quadro: Fórmula da cápsula de nifidipina

Método de preparação das cápsulas :

PROCEDIMENTO:

▶ Colocação de cápsulas no enchimento manual de cápsulas

▶ Colocar as cápsulas vazias no tabuleiro de carregamento e colocá-lo na máquina

▶ Puxar a pega de bloqueio para a frente, empurrar a alavanca longa para baixo para levantar as tampas dos corpos das cápsulas.

▶ Colocar o tabuleiro com as tampas de lado

▶ Empurre o manípulo de bloqueio para trás e os corpos das cápsulas virão para a superfície de enchimento

▶ Enchimento de pó nas cápsulas

▶ Colocar um tabuleiro de pó para evitar derrames do pó

► Deitar a quantidade certa de pó e espalhá-lo. Baixe a tampa e feche-a.

► Rodar o manípulo acima indicado para comprimir o pó

► Levantar a tampa. Deitar e espalhar o pó extra.

► Cobrir as cápsulas

► Colocar o tabuleiro com as tampas no enchimento e baixar a placa de bloqueio.

► Bloquear a placa e rodar o botão frontal para a direita

► Empurrar a alavanca longa para baixo para introduzir os corpos das cápsulas nas cápsulas

► Abrir o fecho da placa de bloqueio, levantar a placa de bloqueio e rodar o botão frontal para a esquerda

► Puxar para baixo a alavanca comprida e levantar o tabuleiro com as cápsulas cheias

► Rodar o tabuleiro para retirar as cápsulas cheias do tabuleiro.

<u>TRABALHO EXPERIMENTAL DA CÁPSULA DE NIFIDIPINA</u>

1) Aspeto físico :

A formulação da cápsula preparada foi inspeccionada visualmente quanto à sua cor e aspeto.

2) Parâmetro de avaliação

   (1)   Estudo de pré-formulação

- Densidade a granel (Db) :

  É a relação entre a massa total de pó e o volume total de pó. Mede-se deitando o pó pesado (passado pelo peneiro normalizado n.º 20) numa proveta graduada e anotando o volume inicial. Este volume inicial é designado por volume a granel. A partir daí, a densidade aparente é calculada de acordo com a fórmula mencionada abaixo. É expressa em g/cc e é dada por

$$Db= Massa/volume$$

  Onde, M= massa do pó
  　　　V= Volume a granel do pó.

- Densidade na rosca (Dt) :

  É a relação entre a massa total de pó e o volume de pó batido. O volume foi medido batendo no pó durante 1000 vezes. Em seguida, a batida foi efectuada durante 1000 vezes e o volume batido foi anotado (a diferença entre estes dois volumes deve ser inferior a 2 %). É expresso em g/cc e dado por:

$$Dt=M/Vt$$

  Onde, M= massa do pó
  　　　Vt= volume de pó à pressão.

- Ângulo de repouso :

  Este é o ângulo máximo possível entre a superfície de uma pilha de pó ou grânulo e o plano horizontal. Os pós foram deixados a fluir através do funil fixado num suporte a uma altura definida (h). O ângulo de repouso foi então calculado medindo a altura e o raio do monte de grânulos formado.

  Tan theta=h/r
  　　　=tan-1(h/r)

Sendo: theta = ângulo de repouso
    h = altura da pilha
    r = raio da pilha

A relação entre o ângulo de repouso e o fluxo de pó é a seguinte:

Ângulo de repouso	Fluxo de pó
Menos de 25	Excelente
25-30	Bom
20-40	Passável
Mais de 40	Muito pobre

Tabela : Ângulo de repouso

• Índice de compressibilidade:

A capacidade de escoamento do pó pode ser avaliada comparando a densidade aparente (Db) e a densidade de vazamento (Dt) do pó e a velocidade a que este se compacta.

Índice de compressibilidade (%) = Dt-Db/ Dt*100

Onde ,
Db= Densidade a granel
Dt = Densidade na rosca

% de compressibilidade	Tipo de fluxo
5-15	Excelente
12-16	Bom
18-21	Tarifa - aceitável
23-25	Pobres
33-38	Muito pobre
>40	Extremamente pobre

Tabela: Índice de compressibilidade

- **Rácio de Hausner :**
  É a relação entre a densidade aparente e a densidade aparente . É dado por

  Rácio de Hausner = Dt/Db

  Em que, Dt= Densidade à cunha
          Db= Densidade a granel .

2] Parâmetros de pós-formulação.

➢ Ensaio de variação de peso :

Foram seleccionadas aleatoriamente 20 cápsulas de cada lote e pesadas individualmente para verificar a variação de peso. De acordo com a farmacopeia, foi permitida uma pequena variação no peso da cápsula. Foi permitido o seguinte desvio percentual na variação de peso.

Peso médio da cápsula	% de desvio
130 mg ou menos	+- 10
>130 mg e <324 mg	+- 7.5
324 mg ou mais	+- 5

Quadro: Desvio percentual no ensaio de variação de peso

➢ Ensaio de desintegração :

O teste de desintegração foi efectuado utilizando o aparelho de teste de desintegração. Introduziu-se uma cápsula em cada tubo e adicionou-se um disco a cada tubo. O conjunto foi suspenso em água num copo de 1000 ml. O volume de água é tal que a rede metálica, no seu ponto mais elevado, se encontra, pelo menos, 25 mm abaixo da superfície da água e o seu ponto mais baixo se encontra, pelo menos, 25 mm acima do fundo do copo. O aparelho foi acionado e manteve a temperatura a 37+_ 2 graus Celsius.

Procedimento de desintegração :

➢ Preparação de HCL 0,1 N. Medir com exatidão 8,62 ml de HCL e adicionar em 1000 ml de água destilada.

> Limpar cuidadosamente o aparelho e colocar 900 ml de HCL 0,1 N num copo, manter a temperatura a 37+/-0,2 graus Celsius e adicionar a cápsula num cesto com crivo de 10 malhas.
> Mudar e registar o tempo de libertação da cápsula.

Dissolução :

A dissolução in vitro da cápsula de nifidipina foi estudada no aparelho de ensaio de dissolução Electrolab. Foram utilizados 900 ml de HCL 0,1N como meio de dissolução. O agitador foi ajustado para rodar a 50 rpm. A temperatura do meio de dissolução foi mantida a 37+- 0,5 graus Celsius durante toda a experiência. Foi utilizada uma cápsula em cada teste. As amostras do meio de dissolução (5 ml) foram retiradas por meio de uma seringa equipada com um pré-filtro num intervalo de tempo conhecido e analisadas quanto à libertação do fármaco através da medição da absorvância a 278 nm. O volume retirado em cada intervalo de tempo foi substituído por uma nova quantidade de meio de dissolução. Calculou-se a % de libertação do fármaco.

RESULTADOS E DISCUSSÃO:

> **Densidade a granel**

BD= Peso do pó/ Volume da embalagem

=11.35/15

= 0,75 gm/ml

> **Densidade da torneira**
> TD= Peso do pó/Volume da embalagem vazada
> = 14/15
> = 0,93 gm/ml
> **Ângulo de repouso**
> θ= tan-1 (h/r)
> =tan-1(2/3.4)
> = tan-1(0,571)
> =29.72
> Resultado: A propriedade de fluxo do granulado é boa.
> **Rácio de Hausner**
> =Dt/Db
> =0.93/0.75
> =1.24
> **Índice de compresibilidade**
> = Dt-Db/Dt×100
> =0.93-0.75/0.93×100
> =0.19354×100
> =19.354

> **Avaliação da cápsula**

Avaliação da cápsula	Dimensões
a) Comprimento da tampa	1 cm
b) Comprimento do corpo	1,9 cm
c) Diâmetro do corpo	0,6 cm
d) Diâmetro da tampa	0,7 cm

> **Variação de peso :**

Sr.	Invólucro da cápsula em peso (mg)	Conteúdo líquido em peso (mg)	Peso da cápsula inteira (mg)
1	75	252	328
2	75	252	327
3	76	246	322
4	74	250	324
5	77	249	326
6	75	256	331
7	76	251	327
8	77	261	338
9	75	265	331
10	76	250	326
11	75	255	327
12	76	251	327
13	77	247	323
14	75	249	324
15	76	251	327
16	77	251	328
17	74	250	324
18	76	250	327
19	77	255	328
20	74	252	324
		Peso médio = 251,65 mg	Peso médio = 327,2 mg

Fórmula : Peso médio - Peso individual = NMT 7,5

251.65-253= 2

Resultado = Passar no teste .

Determinação da solubilidade :

A solubilidade da nifedipina foi testada numa variedade de solventes, incluindo água, PEG 400, propilenoglicol e Tween 20. O excesso de medicamento foi adicionado aos veículos para criar soluções saturadas, que foram depois agitadas continuamente durante

48 horas a 25 ± 0,5°C. Após este período, as soluções foram diluídas, filtradas e analisadas por espetrofotómetro UV a 238 nm.

Tabela 1: Solubilidade da nifedipina em diferentes solventes.

Solvente	Solubilidade
PEG	119 mg/ml
Glicerol	13 mg/ml
Glicerina	4 mg/ml
Alcance 80	85 mg/ml

> ➤ **Dissolução :**

N.º Sr.	Concentração	Absorvância
1	2	0.14
2	4	0.287
3	6	0.395
4	8	0.566
5	10	0.671

Tabela: Concentração vs Absorvância

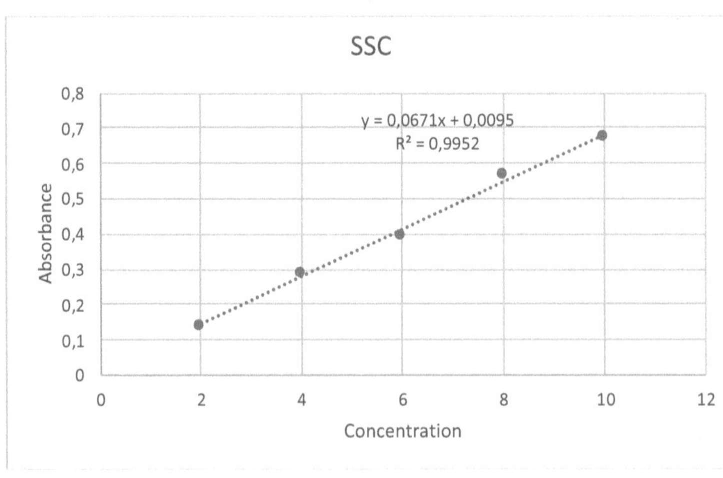

Tempo (min)	F1	F2	F3	F4
0	59	49	44	42
10	65	58	52	51
20	72	65	64	64
30	86	79	73	72
40	94	87	85	83

Tabela :Tempo e % de libertação do fármaco

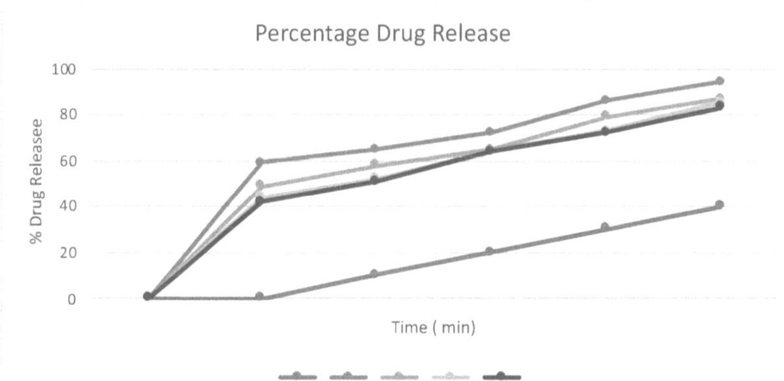

Visão   **geral**

A química combinatória e o rastreio de alto rendimento de ponta permitiram reunir uma grande quantidade de informações sobre as características biológicas e físico-químicas dos candidatos a medicamentos, incluindo transportadores e enzimas metabolizadoras, bem como estruturas cristalinas e formação de sais. Isto conduziu à produção de um grande número de compostos medicinais activos. Mas a maioria destes medicamentos não é particularmente solúvel em água e é muito lipofílica. Observou-se que os problemas de solubilidade afectam cerca de 60% das entidades químicas sintéticas e 40% dos produtos farmacêuticos recentemente criados. Por conseguinte, muitos cientistas farmacêuticos estão preocupados em melhorar a solubilidade e a dissolução destes medicamentos pouco solúveis em água, bem como a sua biodisponibilidade. A solubilidade e a taxa de dissolução destes medicamentos do Sistema de Classificação Biofarmacêutica Classe II (BCS II) no trato gastrointestinal limitam por vezes a sua biodisponibilidade.

Foram criadas numerosas técnicas de formulação eficazes para melhorar a solubilidade dos medicamentos que não são muito solúveis em água. O método mais popular para aumentar a solubilidade dos medicamentos é a micronização, porque aumenta a área de superfície. No entanto, como os fármacos hidrofóbicos micronizados têm tendência para se aglomerarem, esta abordagem não é tão bem sucedida na resolução do problema da solubilidade, especialmente quando o fármaco é formulado em comprimidos ou encapsulados. Nas últimas décadas, a dispersão sólida tem atraído considerável atenção científica como meio de melhorar a dissolução de medicamentos; no entanto, a utilização comercial desta tecnologia é extremamente limitada, com apenas alguns fármacos, incluindo o Gris-PEG® e o Kaletra®, a estarem disponíveis no mercado. A sua fraca estabilidade durante o armazenamento e a nossa compreensão incompleta da sua estrutura no estado sólido são as principais causas. Outro método popular, mas caro e que requer tecnologias avançadas, é a criação de cápsulas de gelatina mole. Foram também investigados outros métodos para melhorar a solubilidade de medicamentos pouco solúveis em água, incluindo a complexação de inclusão, a microencapsulação e a criação de nanosuspensões, auto-nanoemulsões e nanopartículas lipídicas sólidas. No entanto, a produção destes métodos é dispendiosa e requer tecnologia especializada e/ou métodos preparatórios sofisticados.

Muitos dos obstáculos acima mencionados podem ser resolvidos através da metodologia líquido-sólido recentemente estabelecida e sofisticada para melhorar a dissolução , e . Spireas et al. apresentaram inicialmente esta tecnologia, que utilizaram para combinar medicamentos insolúveis em água em formas de dosagem sólidas com libertação rápida. A ideia subjacente à construção de um sistema liquisólido é utilizar medicamentos líquidos em pó, tais como soluções de medicamentos, suspensões ou medicamentos líquidos, e distribuir o medicamento de uma forma semelhante a cápsulas de gelatina mole que contêm líquidos. Ao combinar fármacos líquidos com excipientes adequados - geralmente designados por materiais de transporte e revestimento - a abordagem líquido-sólido transforma os medicamentos líquidos em misturas de pó aparentemente secas, não aderentes, de fluxo livre e compressíveis. Primeiro, o fármaco líquido é absorvido pela estrutura interna do veículo. Forma-se uma camada líquida na superfície das partículas do suporte depois de o interior do suporte estar saturado com o medicamento líquido. Esta camada é imediatamente absorvida pelos materiais de revestimento fino. Como resultado, forma-se uma mistura de pó que parece seca, de fluxo livre e compressível. A figura ilustra o mecanismo de formação do sistema liquisólido. 1. Normalmente, os transportadores líquidos são solventes orgânicos miscíveis em água com um ponto de ebulição elevado que são seguros para engolir, como o propilenoglicol e o polietilenoglicol (PEG) 400. Para absorver medicamentos líquidos, os suportes são definidos como materiais porosos com uma grande área de superfície específica e uma elevada capacidade de absorção de líquidos. Podem ser utilizados diferentes tipos de celulose, amido e lactose como agentes de transporte. Mas os únicos excipientes que podem ser utilizados como materiais de revestimento são os que têm partículas extremamente pequenas e qualidades altamente adsorventes, como a sílica em pó.

Teoria do sistema liquisolid :

 Apenas uma certa quantidade de medicamento líquido pode ser retida num pó, permitindo ao mesmo tempo um fluxo e compressibilidade adequados. Por conseguinte, aconselha-se a utilização de um modelo matemático desenvolvido e verificado pela Spireas para determinar as quantidades adequadas de material de transporte e de revestimento, de modo a obter um sistema liquisólido com qualidades aceitáveis de fluidez e compressibilidade e . O potencial de retenção de líquido fluido e as outras duas qualidades básicas do pó servem de base para o modelo. valor) e o potencial de retenção de líquido compressível (valor). A quantidade máxima de veículo líquido que pode ser mantida no pó sem sacrificar a fluidez ou a compressibilidade é representada pelos valores de um excipiente em pó. Os factores de carga líquida (Lf)

É definida como a razão entre o peso da formulação líquida (W) e o peso do material de transporte (Q) no sistema:

$$Lf = W/Q \ (1)$$

(W é o peso do medicamento líquido (o fármaco + veículo líquido não volátil) e Q é o peso do veículo).

Rrepresenta a relação entre os pesos do material de transporte (Q) e do material de revestimento (q) presentes na formulação:

Assim, o peso ótimo do material de revestimento (q) também pode ser obtido (Equação 2).

$$R = Q/q \ (2)$$ O fator de carga líquida que assegura uma fluidez aceitável (Lf) pode ser determinado por

$$Lf = \Phi + \varphi \cdot (1/R) \quad (3)$$

Ao calcular Lf e W, podemos calcular a quantidade de Q e q necessária para o sistema líquido-sólido.

A melhor maneira de avaliar o valor é medir o ângulo de deslizamento preparado da mistura líquido-pó. Adicionalmente, a

A pactisidade, definida como a força máxima de esmagamento de um comprimido com um peso de um grama quando comprimido com uma força de compressão apropriada, pode ser testada através de uma experiência .

Benefícios :
Verificou-se que a abordagem do liquisólido oferece muitos benefícios.

(i) Uma vasta gama de medicamentos que são essencialmente insolúveis em água, muito pouco solúveis em água e algo solúveis em água podem ser combinados em sistemas liquisólidos para melhorar a biodisponibilidade e a dissolução.

(ii) (ii) Se forem utilizados transportadores hidrofóbicos, como Eudragit® RL e RS, ou agentes retardadores, como hidroxipropilmetilcelulose (HPMC), nos sistemas liquefeitos, podem ser obtidas formulações de libertação sustentada com um padrão de libertação de ordem zero.

(iii) (iii) Com esta tecnologia, podem ser produzidos comprimidos ou cápsulas liquisólidos com padrões de libertação de fármacos independentes do pH.

(iv) (iv) Constitui um substituto viável do método tradicional de revestimento para melhorar a fotoestabilidade dos medicamentos em formas de dosagem sólidas.

(v) (v) Os excipientes utilizados têm preços razoáveis e são amplamente acessíveis. Além disso, o método de preparação é simples e comparável ao das formas de dosagem sólidas tradicionais (ou seja, comprimidos e cápsulas). Além disso, o método é viável para a produção em grande escala devido à excelente fluidez e compressibilidade do pó liquisólido.

Desvantagens :

O método líquido-sólido também tem inconvenientes.

(vi) (i) A abordagem funciona bem para medicamentos insolúveis em água em doses baixas; o seu principal inconveniente é quando se adicionam medicamentos insolúveis em água em doses elevadas a sistemas liquefeitos. Uma vez que estes medicamentos necessitam de um grande volume de veículo líquido, é necessário um grande volume de material de transporte e de revestimento para criar um pó líquido-sólido com bom fluxo e qualidades compressíveis. Este facto pode tornar os comprimidos mais pesados do que o necessário, dificultando a sua ingestão pelos doentes. Foram documentadas várias abordagens para enfrentar o desafio acima mencionado. Por exemplo, a diminuição das quantidades de material de transporte e de revestimento pode ser conseguida adicionando certos aditivos (como PVP e PEG 35000) aos produtos farmacêuticos líquidos para melhorar a sua viscosidade. Outro método eficaz de carregamento de doses elevadas de produtos farmacêuticos insolúveis em água é a utilização de materiais de transporte e de revestimento actuais (como Neusilin® e Fujicalin®) com uma grande área de superfície específica (SSA) e uma elevada capacidade de absorção.

(vii)   (ii) Para preparar sistemas sólido-líquido, um medicamento deve ter uma elevada solubilidade num veículo líquido.

* Preparação do sistema liquisólido e conceção da formulação

1. Conceção da formulação do sistema liquisólido

1.1. Veículo movido a fluido

O propilenoglicol, a glicerina, o PEG 200 e 400, o polissorbato 20 e 80 e outros solventes orgânicos não voláteis miscíveis com a água são exemplos de veículos líquidos adequados para utilização em sistemas liquisólidos e devem ser seguros para engolir, inertes e não excessivamente viscosos. O peso do comprimido e o perfil de dissolução são significativamente afectados pela solubilidade do fármaco no solvente não volátil. São necessárias menores quantidades de material de transporte e revestimento quando o medicamento é mais solúvel no solvente, o que permite a produção de comprimidos com pesos reduzidos. Por outro lado, uma maior solubilidade do fármaco no solvente resultará num maior valor de FM (a percentagem de fármaco que é distribuída molecularmente), o que aumentará a taxa de dissolução. O principal determinante da escolha do veículo líquido é o objetivo da investigação. Para ser mais preciso, no caso de aumento da dissolução, será escolhido um veículo líquido com uma elevada capacidade de solubilização. No entanto, o veículo líquido com a menor capacidade de solubilização do fármaco pode ser selecionado se o objetivo for prolongar a libertação do fármaco. Os perfis de libertação do fármaco são significativamente afectados por uma série de factores físico-químicos adicionais, incluindo polaridade, lipofilicidade, viscosidade e estrutura química, para além da solubilidade do fármaco em veículos líquidos.

Diz-se também que os veículos líquidos funcionam como aglutinantes a baixas concentrações, aumentando a compactação dos comprimidos liquisólidos. A explicação pode ser atribuída aos grupos hidroxilo na estrutura molecular do veículo líquido, que fazem com que os solventes e outros excipientes nas formulações liquisólidas estabeleçam ligações de hidrogénio.

1.2.   Transportadores

Os transportadores devem ter uma elevada capacidade de absorção de líquidos e uma superfície porosa. As características dos transportadores, tais como a sua capacidade de absorção de líquidos e a área de superfície específica (SSA), são cruciais na formulação de um sistema liquisólido porque permitem a incorporação de grandes quantidades de medicamentos líquidos na estrutura liquisólida. O valor da SSA é um dos principais factores determinantes da capacidade de adsorção de líquidos. É também afetado pelo tipo de material de revestimento e pelas características físico-químicas do veículo líquido, incluindo a sua viscosidade, polaridade e composição química.

Atualmente, o veículo mais frequentemente utilizado é a celulose microcristalina (MCC), que tem uma SSA de 1,18 m2/g. Três graus de MCC (PH101, 102 e 200) foram examinados por Javadzadeh em relação à fluidez, compressibilidade e taxa de dissolução de comprimidos liquisólidos de piroxicam. Comparando as formulações liquisólidas fabricadas com MCC PH 101 com as fabricadas com MCC PH 102 e 200, verificou-se que as primeiras apresentavam uma fluidez, compressibilidade e perfis de dissolução superiores. Além disso, os perfis de dureza e dissolução dos comprimidos liquisólidos fabricados não são significativamente afectados pela idade. Em termos de fluidez, compressibilidade e perfil de dissolução, o MCC PH 101 é um veículo adequado para a preparação de sistemas liquisólidos. Para além do MCC, outros suportes genéricos com baixos valores de SSA, como a lactose (SSA 0,35 m2/g), o sorbitol (SSA 0,37 m2/g) e o amido (SSA - 0,6 m2/g), têm uma aplicabilidade muito restrita. São necessários grandes volumes de agentes de transporte para transformar um fármaco líquido numa mistura em pó aparentemente seca, de fluxo livre e compressível, devido ao baixo valor de SSA dos agentes de transporte. Este facto aumenta ainda mais o peso do comprimido. Para além destes transportadores, os sistemas liquisólidos com padrões de libertação prolongada do fármaco são também frequentemente preparados utilizando Eudragit® RL e RS .

Materiais para revestimento

Os materiais de revestimento incluem silicato de cálcio em pó ou aluminometasilicatos de magnésio, Aerosil® 200, Neusilin® e outros compostos extremamente finos e altamente adsorventes. Ao adsorver qualquer líquido extra, estes compostos ajudam a cobrir as partículas de suporte húmidas para formar um pó aparentemente seco, não aderente e de fluxo livre. Foi demonstrado que a substituição de Neusilin® US2 por Aerosil® 200 como um material de revestimento num sistema liquisólido aumentou significativamente a capacidade de adsorção de líquido enquanto reduziu o peso dos comprimidos. O Neusilin® pode ser usado como material de revestimento ou transportador, o que facilita muito a preparação de formulações liquisólidas.

1.4. Suplementos

 É evidente que a desintegração das formas de dosagem sólidas afecta a libertação do medicamento. Consequentemente, os desintegrantes são normalmente adicionados aos comprimidos liquisólidos para facilitar uma rápida desagregação. A hidroxipropilcelulose de baixa substituição, a croscarmelose sódica e o glicolato de amido sódico são alguns dos desintegrantes frequentemente utilizados em sistemas liquisólidos. Outra adição intrigante que pode ser capaz de minimizar o peso dos comprimidos ao incorporar uma grande quantidade de medicamento em sistemas liquisólidos é a polivinilpirrolidona (PVP). Além disso, os comprimidos liquisólidos que contêm PVP apresentam uma melhoria na taxa de dissolução devido ao facto de o composto impedir o desenvolvimento de cristais. A HPMC é um componente adicional utilizado em sistemas liquisólidos que serve frequentemente como retardador de libertação para prolongar a libertação do medicamento.

- técnicas gerais de preparação de sistemas liquisólidos

  O medicamento e o veículo líquido são combinados em quantidades calculadas, e a mistura é aquecida ou sonicada para dissolver completamente o medicamento ou misturá-lo uniformemente. De acordo com Spireas e Bolton , há três processos envolvidos na combinação do fármaco líquido obtido com os outros excipientes utilizados na formulação liquisólida. De modo a permitir uma dispersão uniforme do medicamento líquido através do pó de transporte, o primeiro passo envolve verter o resultado do medicamento líquido sobre uma quantidade calculada de material de transporte e misturar a um ritmo de cerca de uma volta por segundo durante um minuto. O material de revestimento é adicionado de seguida e misturado na quantidade calculada. Para permitir que o medicamento seja totalmente absorvido pela estrutura interior dos materiais de transporte e de revestimento, a combinação de pós preparada é espalhada numa camada uniforme na superfície de um almofariz e deixada em repouso durante cinco minutos. Na terceira etapa, é produzido um sistema liquisólido final, adicionando desintegrante e combinando-o completamente com a mistura de pó mencionada anteriormente. Existem duas formas de comprimir ou encapsular o sistema liquisólido preparado. É de notar que o tempo de repouso, o tempo de mistura e a velocidade podem ser ajustados com base nas circunstâncias. São apresentados os passos de preparação do sistema liquisólido.

- **Aplicações do método Liquisolid em farmácia**

  1. Utilização do método do líquido-sólido como uma ferramenta para melhorar a solubilidade dos medicamentos

  A investigação indica que a técnica de liquisólido tem sido amplamente utilizada para melhorar a taxa de dissolução de medicamentos insolúveis em doses baixas, incluindo valsartan, cetoprofeno, cloridrato de raloxifeno, clonazepam, clofibrato, prednisolona, famotidina, clofibrato, etc. A viabilidade da técnica de Liquisolid no caso de fármacos insolúveis em água em doses elevadas (como a carbamazepina) também foi explorada. De acordo com Javadzadeh et al. , os fármacos insolúveis em água em doses elevadas podem ser incorporados em sistemas liquisólidos utilizando a técnica liquisólida através da adição de determinados aditivos (como PVP, HPMC e polietilenoglicol 35000) que podem aumentar a capacidade de absorção de líquidos dos materiais de revestimento e dos transportadores. Outro método possível para carregar doses elevadas de medicamentos pouco solúveis em água em sistemas liquisólidos foi demonstrado por Hentzschel et al. Isto envolve a utilização de transportadores contemporâneos com um valor SSA mais elevado e uma maior capacidade de absorção, como o Neusilin®.

Pezzini et al. investigaram o potencial de utilização deste método para criar pellets liquisólidos para melhorar a dissolução da felodipina. Verificou-se que se formou um microambiente liquisólido com estruturas moles e elevada porosidade, o que ajudou à dissolução e desintegração dos granulados liquisólidos de felodipina. Os resultados mostraram que a utilização de granulados liquisólidos como sistemas inovadores de administração de medicamentos para aumentar o ritmo de dissolução de medicamentos pouco solúveis em água é viável. Khan et al. efectuaram um estudo comparativo para apoiar a viabilidade da técnica do liquisólido. Neste estudo, a técnica liquisólida foi utilizada para aumentar a taxa de dissolução da hidroclorotiazida em comparação com a técnica de dispersão sólida. De acordo com os dados obtidos, a taxa de dissolução do fármaco foi aumentada para 95% pelos sistemas liquisólidos, enquanto que para as dispersões sólidas foi de apenas 88%. Por conseguinte, é possível concluir que a técnica liquisólida melhorou o ritmo e a extensão da libertação do fármaco mais do que a técnica de dispersão sólida.

 Além disso, vários estudos analisaram as características in vivo do comprimido liquisólido. Por exemplo, Khaled et al. utilizaram uma estratégia cruzada de duas vias para avaliar a eficácia in vivo dos comprimidos liquisólidos de hidroclorotiazida em seis cães Beagle machos. Demonstrou-se que os comprimidos de hidroclorotiazida liquisólida têm uma biodisponibilidade 15% superior à da forma de dose oral de marca. Num estudo recente, Badawy et al. efectuaram uma avaliação clínica de comprimidos liquisólidos de citrato de mosaprida em seis voluntários saudáveis do sexo masculino, com idades compreendidas entre os vinte e os quarenta anos. Para o ensaio, foi utilizado um modelo aberto, aleatório, de dose única e cruzado de duas vias. Quando comparados com os seus homólogos comerciais, os autores concluíram que os comprimidos liquisólidos de citrato de mosaprida podiam melhorar as características farmacocinéticas (tais como Cmax, Tmax e

AUC(0-12)) e aumentar a biodisponibilidade oral.

Utilização do método líquido-sólido para manter a libertação do medicamento

O objetivo inicial da abordagem líquido-sólido era acelerar a dissolução de medicamentos que não eram muito solúveis em água. Muitas pesquisas realizadas nos últimos anos sugeriram que a técnica do líquido-sólido é uma forma potencialmente útil para desenvolver formulações terapêuticas com libertação sustentada. As formulações com libertação sustentada são feitas para libertar o medicamento gradualmente e a um ritmo definido ao longo de um período de tempo predeterminado com efeitos adversos mínimos, máxima adesão do doente e elevada eficácia. A capacidade de criar um sistema liquisólido com uma cinética de libertação de ordem zero é uma das principais vantagens da utilização da tecnologia liquisólida para prolongar a libertação do fármaco e O conceito subjacente à técnica liquisólida para manter a libertação do fármaco baseia-se principalmente na hipótese de que, ao envolver transportadores hidrofóbicos (ou seja, Eudragit® RL e RS) em vez de transportadores hidrofílicos ou agentes retardadores (como HPMC) nas formulações liquisólidas, é possível obter um padrão de libertação prolongada do fármaco. No entanto, a sua principal limitação reside no elevado peso do comprimido, que é atribuído à elevada dose de fármaco utilizada nas formulações liquisólidas de libertação sustentada (normalmente superior à dos comprimidos convencionais). Além disso, uma vez que os valores de SSA dos transportadores hidrofóbicos populares (como o Eudragit® RL e RS) são normalmente inferiores aos dos transportadores hidrofílicos (como o MCC), será necessária uma maior quantidade de material de revestimento hidrofóbico (como a sílica) para transformar as partículas do transportador húmido em pós que pareçam secos e de fluxo livre. Isto pode favorecer a libertação do fármaco. Além disso, foi dito que se poderia conseguir um padrão de libertação prolongada do fármaco escolhendo os tipos certos de veículos liquisólidos.

Foram envidados numerosos esforços para melhorar as formulações liquisólidas para uma libertação prolongada. A viabilidade da utilização desta abordagem para prolongar a libertação do cloridrato de propranolol foi examinada por Javadzadeh et al. Os resultados demonstraram que um novo método para a criação de matrizes de libertação sustentada com cinética de libertação de ordem zero é a técnica dos líquidos sólidos. A importância do polissorbato 80, por vezes conhecido como Tween 80, na manutenção da libertação do fármaco foi destacada pelos autores. A temperatura de transição vítrea (Tg) do polímero utilizado na formulação pode ser reduzida em resultado do impacto plastificante do Tween 80. Uma melhor coalescência da cadeia polimérica conduziu a uma rede polimérica mais fina com maior tortuosidade e menor porosidade. A libertação do fármaco foi alongada porque a rede minúscula o envolveu e confinou durante o procedimento. Nokhodchi et al. avaliaram o impacto do co-solvente e do HPMC na libertação da teofilina noutra investigação criativa. A inclusão de um co-solvente não volátil demonstrou ser essencial para prolongar a libertação do medicamento. Ao alterar o tipo de co-solvente, a ação de libertação sustentada da HPMC foi melhorada e foi obtido o perfil de libertação desejado. Foram relatados resultados semelhantes, que concluíram que os comprimidos liquisólidos de cloridrato de venlafaxina tinham um efeito de retardamento mais elevado do que os comprimidos que eram comprimidos diretamente. Verificou-se que o tipo de veículo líquido influencia grandemente a libertação do medicamento. O rácio entre os excipientes e a concentração do medicamento no tratamento líquido foi um dos outros parâmetros cruciais.

Mais especificamente, à medida que a concentração do medicamento aumenta, pode haver uma diminuição da libertação do medicamento dos comprimidos liquisólidos. Os comprimidos liquisólidos com um valor R mais elevado apresentaram uma diminuição da libertação do fármaco. Este facto foi causado pelo aumento das quantidades de agentes de expansão (HPMC) e de transportadores das formulações, o que fez com que o medicamento se difundisse lentamente através da camada de gel que o HPMC gerou e do transportador poroso.

 Os autores também chegaram à conclusão de que os comprimidos liquisólidos que incluíam Tween 80 como veículo líquido, Avicel® como transportador e HPMC como agente retardador produziam padrões de libertação retardada do fármaco durante um período de doze horas. Os perfis de libertação do fármaco foram significativamente afectados pela solubilidade do fármaco no veículo líquido, de acordo com Adibkia et al. Os perfis de libertação do fármaco são também influenciados por outras características físico-químicas como o HLB, a constante dieléctrica e a formação de micelas.

* A utilização do método líquido-sólido pode ajudar a reduzir o impacto das flutuações de pH na libertação de medicamentos.

A solubilidade de ácidos e bases fracos depende da constante de ionização do composto (pKa) e do pH do meio circundante. Por conseguinte, o pH dos fluidos gastrointestinais tem um impacto significativo na solubilidade e biodisponibilidade destes medicamentos. Isto resulta ainda num grau considerável de intra e inter-variabilidade nos efeitos terapêuticos e na biodisponibilidade dos medicamentos. A abordagem liquisólida foi inicialmente investigada por El-Hammadi et al. numa tentativa de reduzir o impacto da alteração do pH na libertação da loratadina. O propilenoglicol foi utilizado como veículo líquido, o MCC como veículo e a sílica como material de revestimento para criar uma série de composições liquisólidas. Os valores de pH de 1,2, 2,5 e 5 do meio tamponado foram utilizados para examinar o perfil de dissolução dos comprimidos liquisólidos fabricados. Em comparação com os comprimidos diretamente comprimidos e os comprimidos comercializados (Clarityn®), as taxas de dissolução dos comprimidos liquisólidos mostraram ser substancialmente maiores e menos susceptíveis a alterações de pH. Os resultados indicaram que a técnica liquisólida é um método potencialmente útil para reduzir o impacto da alteração do pH na taxa de dissolução de medicamentos pouco solúveis em água. Comparando uma formulação liquisólida ajustada com o medicamento isolado ou com a sua formulação comercial, Chella et al. apresentaram resultados semelhantes, incluindo uma melhoria considerável na dissolução e um perfil de libertação menos dependente do pH. Numa investigação diferente, Badawy et al. mostraram a resiliência de comprimidos liquisólidos contendo citrato de mosaprida, uma base fraca que é pouco solúvel. Estes comprimidos reduzem o impacto da alteração do pH na libertação do fármaco ao longo do trato gastrointestinal, utilizando meios bio-relevantes.

- Um método promissor para melhorar a fotoestabilidade dos medicamentos em formas de dosagem sólidas é a abordagem líquido-sólido:

A investigação da fotoestabilidade é um componente essencial dos estudos de pré-formulação de produtos farmacêuticos fotossensíveis, uma vez que a perda de potência terapêutica durante o processo de fotodegradação pode resultar em produtos de degradação tóxicos e causar potenciais efeitos adversos. A função fotoprotectora do dióxido de silício, um material de revestimento frequentemente utilizado em sistemas liquisólidos, resulta do seu elevado índice de refração e da sua capacidade de difratar ondas de luz de diferentes energias, o que constitui a base do conceito subjacente à ação fotoprotectora da técnica liquisólida.

- Perfis da taxa de dissolução do sistema LS, com resultados observáveis em 5 minutos após o processo de dissolução, em comparação com valores de R entre 5 e 20. As taxas de dissolução aumentaram proporcionalmente a R em rácios de excipientes em pó superiores a 20, atingindo um patamar máximo claro. Os padrões de dissolução de medicamentos que são menos do que óptimos devem ser indicados por valores R mais baixos. Até valores de R de 35 a 45, onde se atinge o grau máximo de dissolução, os aumentos nas proporções de excipiente R resultam num pequeno declínio na taxa de dissolução. A solução do fármaco foi incorporada durante o processo de formulação, de acordo com valores de R superiores a 50.

Na maioria dos casos, os agentes de transporte podem absorver o solvente no interior das matrizes. São necessárias grandes quantidades destes agentes de transporte para o fabrico de medicamentos líquidos não pegajosos e de aspeto seco. O Avicel PH 102 saiu-se melhor do que outros agentes de transporte, como a lactose e o amido, devido à sua grande área específica. Por este motivo, o tamanho unitário dos comprimidos LS pode mudar com base na composição do material de transporte. A concentração de Avicel PH 102 aumenta com a uniformidade da absorção do fármaco no material de transporte ou adsorvido no material revestido. As ligações H nas moléculas de celulose do Avicel PH 102 conferem aos LSCs a sua força e coesão. Transformam-se plasticamente por compressão, resultando num poderoso compacto.

A humidificação das partículas de fármaco é facilitada pelo polissorbato 80, um material de superfície ativa que reduz a tensão interfacial entre a superfície da LSC e a solução em dissolução. Consequentemente, verificou-se que um aumento das propriedades de humidificação das LSC produzidas pelos meios de dissolução é uma das principais razões para um aumento da taxa de dissolução. Valores mais elevados de R (entre 30 e 60) no meio de transporte indicam uma distribuição mais uniforme da medicação.

- **Melhoria da biodisponibilidade** O fármaco pode estar numa forma de dose sólida nos sistemas de solução liquisólida e em pó, ou pode estar solubilizado e quase molecularmente disseminado por todo o substrato do pó em solução. Por conseguinte, pode esperar-se que os compactos liquisólidos de compostos insolúveis em água demonstrem melhores qualidades de libertação do fármaco e, consequentemente, uma maior biodisponibilidade devido às suas propriedades de humidificação muito maiores e à superfície do medicamento disponível para dissolução.

- **Restrições** :

1) Não é adequado para a formulação de medicamentos insolúveis em grandes dosagens.

2) O comprimido torna-se difícil de engolir quando se adiciona um agente de transporte adicional para criar um pó de fluxo livre, resultando num peso superior a um grama.

3) É possível que o medicamento líquido do comprimido liquefeito seja forçado a sair durante a compressão, deixando o comprimido com uma dureza inadequada. Este facto pode impedir que o comprimido tenha propriedades de compressão aceitáveis.

4) Poderá não ser possível introduzir esta técnica à escala industrial e encontrar uma solução para os problemas associados à aplicação de pequenos volumes de soluções líquidas viscosas em grandes quantidades de material de suporte.

- **Compressibilidade e fluidez**:

Os compactos liquisólidos têm características respeitáveis de compressibilidade e fluidez. São fabricados combinando-os simplesmente com excipientes em pó específicos, conhecidos como materiais de revestimento e transportadores. Enquanto as sílicas com tamanhos de partículas extremamente pequenos podem ser usadas como materiais de revestimento, uma variedade de graus de celulose, amido, lactose, etc. podem ser usados como transportadores. Devem ser adicionadas quantidades elevadas de ingredientes de transporte e revestimento para proporcionar uma fluidez e compactibilidade aceitáveis para as formulações de pó liquefeito. Isto fará com que cada comprimido seja mais pesado do que 1 g, o que é extremamente difícil de engolir. Como resultado, na realidade, não é possível transformar medicamentos de alta dosagem num comprimido liquisólido que pese menos de 1 grama utilizando o método tradicional. Esses sistemas eram pós de fluxo livre, não aderentes e de aspeto seco, com o medicamento presente num estado molecular de subdivisão. Quando, em pesquisas posteriores, foram adicionados melhoradores de compressão a estes sistemas, ocorreu um fenómeno notável de "esvaziamento do líquido".

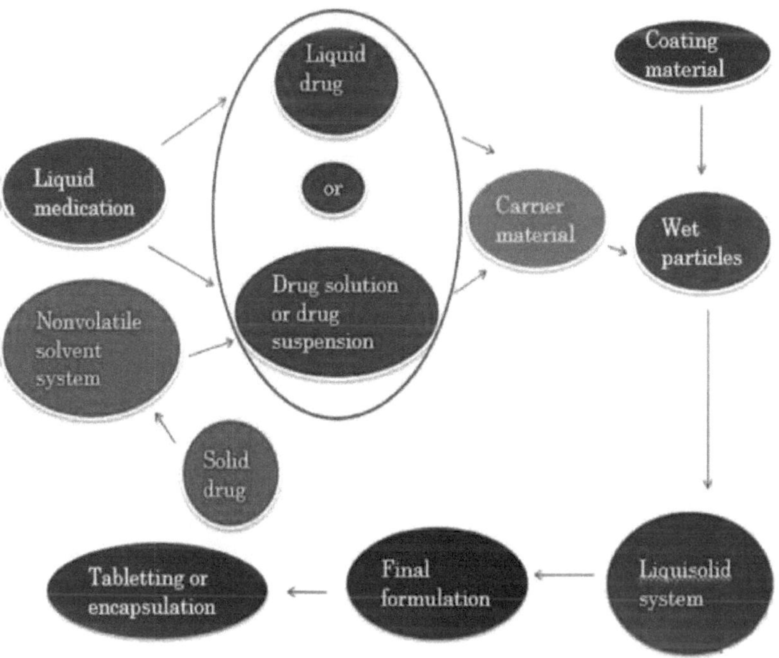

Liquid drug
or
Drug solution or drug suspension
Liquid medication
Nonvolatile solvent system
Solid drug
Coating material
Carrier material
Wet particles
Liquisolid system
Final formulation
Tabletting or encapsulation

CONCLUSÃO E RESUMO

No presente trabalho, as cápsulas de nifidipina foram preparadas por técnica de liquisolid. A propriedade de fluxo do polímero e do fármaco foi considerada boa, tendo a cápsula formulada apresentado resultados satisfatórios para várias avaliações físico-químicas da cápsula, como as dimensões da cápsula e a variação de peso. O estudo de dissolução in vitro da cápsula de nifidipina foi testado em HCL 0,1N. A partir do estudo de dissolução, observou-se que a taxa de libertação do fármaco é boa. Concluiu-se, assim, que a cápsula de nifidipina apresenta uma boa libertação.

REFERÊNCIAS

1] Vo CL, Park C, Lee BJ. Tendências actuais e perspectivas futuras das dispersões sólidas que contêm fármacos pouco solúveis em água. Eur J Pharm Biopharm. 2013;85:799-813. 10.1016/j.ejpb.2013.09.0072.

2] Devi S, Kumar S, Verma V, Kaushik D, Verma R, Bhatia M. Aumento da taxa de dissolução do cetoprofeno pela técnica liquisolid: otimização e investigações in vitro e in vivo. Drug Deliv Transl Res. 2022 Nov;12(11):2693-2707. doi: 10.1007/s13346-022-01120-x.

3] Lu M, Xing H, Jiang J, Chen X, Yang T, Wang D, Ding P. Técnica Liquisolid e suas aplicações em farmácia. Asian J Pharm. 2017;12:115-23.10.1016/j.ajps.2016.09.00713.

[4] Indian Pharmacopoeia, 4th Ed. Vol. I: Controller of Publications, Ministryof Health & Family Welfare, Govt. of India, Delhi; 1996: 511-13.11.

[5]Peddi MG. Novo sistema de entrega de medicamentos: compacto líquido-sólido. J Mol Pharm Org Proc Res 2013;1:1-5.

[6] Swati M. Aumento da solubilidade de um fármaco pela técnica de liquisolid. Int J Pharm Chem Bio Sci 2014;4:339-44.

[7]Sahir V, Ghuge N, Bakde BV. Liquisolid compacto: uma nova técnica para melhorar a dissolução de medicamentos. Int J Pharm Res Dev 2012;4:302-6.

[8] Baby JN, Manjila SB, Bijen EN, Constantine I, Pramod K, Valsalakumari J. Conceção e tecnologia de compactos liquisólidos. J Appl Pharm Sci 2013;3:111-9.

[9] Grover R, Spireas S, Wang T. Effect of powder substrate on the dissolution properties of methchrothiazide liquisolid compacts. Drug Dev Ind Pharm 1999;25:163-8.

[10] Papadimitriou SA, Bikiaris D, Avgoustakis K. Microwaveinduced enhancement of the dissolution rate of poorly watersoluble tibolone from poly (ethylene glycol) solid dispersions. J Appl Polymer Sci 2008;108:1249-58.

[11]Schiermeier S, Schmidt PC. Comprimidos de ibuprofeno de dispersão rápida. Eur J Pharm Sci 2002;15:295-305.

[12]Tiong N, Elkordy AA. Efeitos das formulações liquisólidas na dissolução do naproxeno. Eur J Pharm Biopharm 2009;73:373-84.

[13] Nagabandi VK, Ramarao T, Jayaveera KN. Compactos Liquisólidos. Uma nova abordagem para aumentar a biodisponibilidade de medicamentos pouco solúveis. Int J Pharm Bio Sci 2011;1:89-102.

[14] Spireas S, Sadu S. Enhancement of prednisolone dissolution properties using liquisolid compacts. Int J Pharm 1998;166:177-88.

[15] Javadzadeh Y, Jafari-Navimipour B, Nokhodchi A, et al. a Liquisolid technique for dissolution rate enhancement of a high dose water-insoluble drug (carbamazepine). Int J Pharm 2007;341:26-34.

[16]Javadzadeh Y, Shariati H, Movahhed-Danesh E, et al., Effects of different grades of microcrystalline cellulose on flowability, compressibility and dissolution of liquisolid systems, Drug. Dev. Ind. Pharm. 2008; 1-9.

[17] Javadzadeh Y, Siahi MR, Asnaashri S, et al., An investigation of physicochemical properties of piroxicam liquisolid compacts, Pharm. Dev. Tech. 2007; 12: 337-34.

[18]https://www.researchgate.net/publication/309716266_Liquisolid_techn ique_and_its_applications_in_pharmaceutics.

[19]Hentzschel CM, Sakmann A, Leopold CS. Adequação de vários excipientes como materiais de transporte e revestimento para compactos liquisólidos. Drug Dev Ind Pharm 2011;37:1200-7.

[20]. Hasanandini J, Parthibans S, Vilkeuwari A. Técnica de aprimoramento da dissolução de drogas pouco solúveis por Liquisolid compacto. Int J Res Pharm Nanol Sci 2014;3:298-304.

[21] Nokhodchi A, Hentzschel CM, Leopold CS. Libertação de fármacos a partir de sistemas liquisólidos: acelerar, abrandar. Expert Opinion Drug Delivery 2011;8:191-205.

[22] Panda S, Varaprasad R, Priyanka K, Swain RP. Técnica Liquisolid: uma nova abordagem para o design da forma de dosagem. Int J Appl Pharm 2017;9:8-14.

[23] 20. Komala DR, Janga KY, Jukanti R. Competência dos compactos liquisólidos carregados com cloridrato de raloxifeno para melhorar a dissolução e a permeação intestinal. J Drug Delivery Sci Technol 2015;30:232-41.

[24]Alonzo D.E., Zhang G.G., Zhou D., Gao Y., Taylor L.S. Understanding the behavior of amorphous pharmaceutical systems during dissolution. Pharm. Res. 2010;27:608-618. [PubMed] [Google Scholar]

[25]Avachat A.M., Parpani S.S. Formulação e desenvolvimento de partículas líquidas cristalinas nanoestruturadas bicontínuas de efavirenz. Colloids Surf, B. 2015;126:87-97. [PubMed] [Google Scholar]

[26]Burra S., Yamsani M., Vobalaboina V. A técnica do liquisólido: uma visão geral. Brasil. J. Pharm. Sci. 2011;47:475-482. [Google Scholar]

[27]Chella N., Narra N., Rama Rao T. Preparation and characterization of liquisolid compacts for improved dissolution of telmisartan. J. Drug Delivery. 2014;2014:1-10. doi: 10.1155/2014/692793. [PMC free article] [PubMed] [CrossRef] [Google Scholar]

[28]Chella N., Shastri N., Tadikonda R.R. Use of the liquisolid compact technique for improvement of the dissolution rate of valsartan. Ata Pharm. Sin. B. 2012;2:502-508. [Google Scholar]

[29]Chiappetta D.A., Hocht C., Taira C., Sosnik A. Efavirenz-loaded polymeric micelles for pediatric anti-HIV pharmacotherapy with significantly higher oral bioavailability. Nanomedicina. 2010;5:11-23. [PubMed] [Google Scholar]

[30]Crowley M.M., Zhang F., Repka M.A., Thumma S., Upadhye S.B., Kumar Battu S., McGinity J.W., Martin C. Pharmaceutical applications of hot-melt extrusion: part I. Drug Dev. Ind. Pharm. 2007;33:909-926. [PubMed] [Google Scholar]

[31] Elkordy A.A., Tan X.N., Essa E.A. Libertação de espironolactona a partir de formulações liquisólidas preparadas com Capryol™ 90, Solutol® HS-15 e Kollicoat® SR 30 D como veículos líquidos não voláteis. Eur. J. Pharm. Biopharm. 2013;83:203-223. [PubMed] [Google Scholar]

[32]Fabbiani M., Di Giambenedetto S., Bracciale L., Bacarelli A., Ragazzoni E., Cauda R., Navarra P., De Luca A. Pharmacokinetic variability of antiretroviral drugs and correlation with virological outcome: 2 years of experience in routine clinical practice. J. Antimicrob. Chemother. 2009;64:109-117. [PubMed] [Google Scholar]

[33]Fahmy R.H., Kassem M.A. Enhancement of famotidine dissolution rate through liquisolid tablets formulation: in vitro and in vivo evaluation. Eur. J. Pharm. Biopharm. 2008;69:993-1003. [PubMed] [Google Scholar]

[34]Friedland G., Khoo S., Jack C., Lalloo U. A administração de efavirenz (600 mg/dia) com rifampicina resulta em níveis altamente variáveis mas em excelentes resultados clínicos em doentes tratados para a tuberculose e o VIH. J. Antimicrob. Chemother. 2006;58:1299-1302. [PubMed] [Google Scholar]

[35]Hentzschel C., Alnaief M., Smirnova I., Sakmann A., Leopold C. Enhancement of griseofulvin release from liquisolid compacts. Eur. J. Pharm. Biopharm. 2012;80:130-135. [PubMed] [Google Scholar]

[36]Javadzadeh Y., Jafari-Navimipour B., Nokhodchi A. Liquisolid technique for dissolution rate enhancement of a high dose water-insoluble drug (carbamazepine) Int. J. Pharm. 2007;341:26-34. [PubMed] [Google Scholar]

[37]Javadzadeh Y., Shariati H., Movahhed-Danesh E., Nokhodchi A. Effect of some commercial grades of microcrystalline cellulose on flowability, compressibility, and dissolution profile of piroxicam liquisolid compacts. Drug Dev. Ind. Pharm. 2009;35:243-251. [PubMed] [Google Scholar]

[38]Kaplan S.A. Biopharmaceutical considerations in drug formulation design and evaluation. Drug Metab. Rev. 1972;1:15-33. [Google Scholar]

[39] Kottke M., Chueh H.-R., Rhodes C. Comparação da atividade desintegrante e aglutinante de três produtos de amido de milho. Drug Dev. Ind. Pharm. 1992;18:2207-2223. [Google Scholar].

[40]Nokhodchi A., Javadzadeh Y., Siahi-Shadbad M.R., Barzegar-Jalali M. The effect of type and concentration of vehicles on the dissolution rate of a poorly soluble drug (indomethacin) from liquisolid compacts. J. Pharm. Pharm. Sci. 2005;8:18-25. [PubMed] [Google Scholar]

[41]Organização W.H. Organização Mundial da Saúde; 2018. Recomendações atualizadas sobre regimes antirretrovirais de primeira e segunda linha e profilaxia pós-exposição e recomendações sobre o diagnóstico infantil precoce do HIV: diretrizes provisórias: suplemento às diretrizes consolidadas de 2016 sobre o uso de medicamentos antirretrovirais para tratar e prevenir a infeção pelo HIV. [Google Scholar]

[42]Patel G.V., Patel V.B., Pathak A., Rajput S.J. Nanosuspension of efavirenz for improved oral bioavailability: formulation optimization, in vitro, in situ and in vivo evaluation. Drug Dev. Ind. Pharm. 2014;40:80-91. [PubMed] [Google Scholar]

[43]Sathigari S., Chadha G., Lee Y.P., Wright N., Parsons D.L., Rangari V.K., Fasina O., Babu R.J. Physicochemical characterization of efavirenz-cyclodextrin inclusion complexes. Aaps Pharmscitech. 2009;10:81-87. [PMC free article] [PubMed] [Google Scholar]

[44]Sathigari S.K., Radhakrishnan V.K., Davis V.A., Parsons D.L., Babu R.J. Amorphous-state characterization of efavirenz-polymer hot-melt

extrusion systems for dissolution enhancement. J. Pharm. Sci. 2012;101:3456-3464. [PubMed] [Google Scholar]

[45]Siepmann J., Siepmann F. Mathematical modeling of drug dissolution. Int. J. Pharm. 2013;453:12-24. [PubMed] [Google Scholar]

[46]Spireas S. Google Patents; 2002. Sistemas Liquisólidos e métodos de preparação dos mesmos. [Google Scholar].

[47]Tayel S.A., Soliman I.I., Louis D. Improvement of dissolution properties of carbamazepine through application of the liquisolid tablet technique. Eur. J. Pharm. Biopharm. 2008;69:342-347. [PubMed] [Google Scholar]

[48] Vrouenraets, S.M., Wit, F.W., Tongeren, J.V., Lange, J.M., 2007. Efavirenz: a review. Expert opinion on pharmacotherapy 8, 851-871. [PubMed]

[49] Wu L., Zhang J., Watanabe W. Physical and chemical stability of drug nanoparticles. Adv. Drug Deliv. Rev. 2011;63:456-469. [PubMed] [Google Scholar]

[50]Zahedi P., Lee P.I. Solid molecular dispersions of poorly water-soluble drugs in poly(2-hydroxyethyl methacrylate) hydrogels. Eur. J. Pharm. Biopharm. 2007;65:320-328. [PubMed] [Google Scholar]

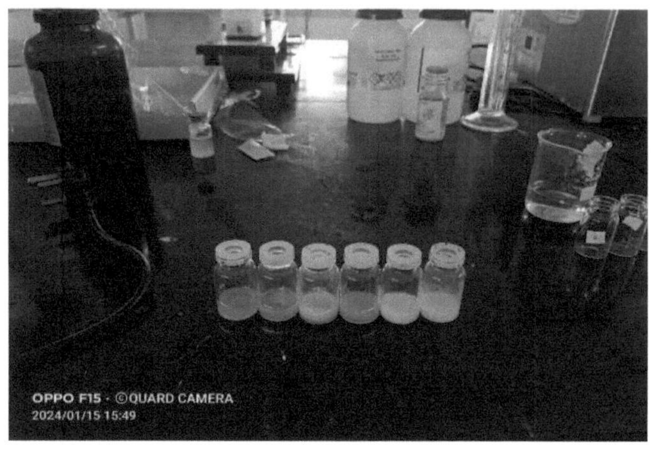

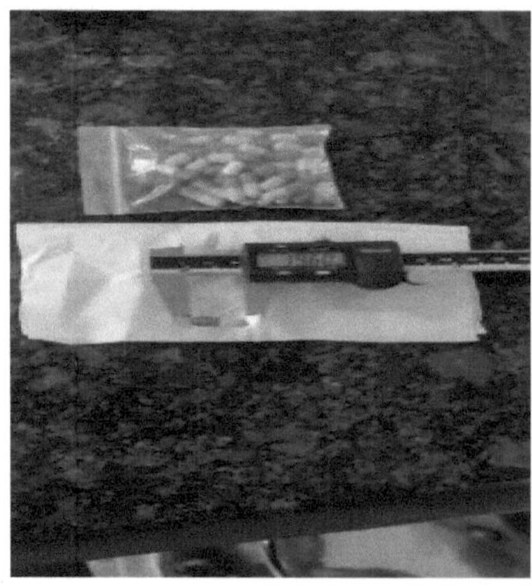

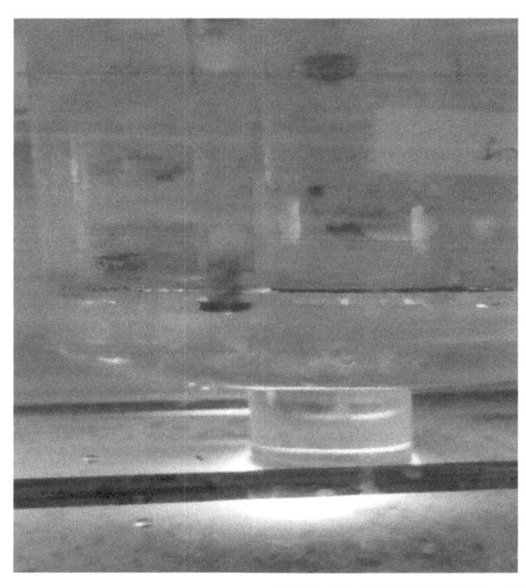

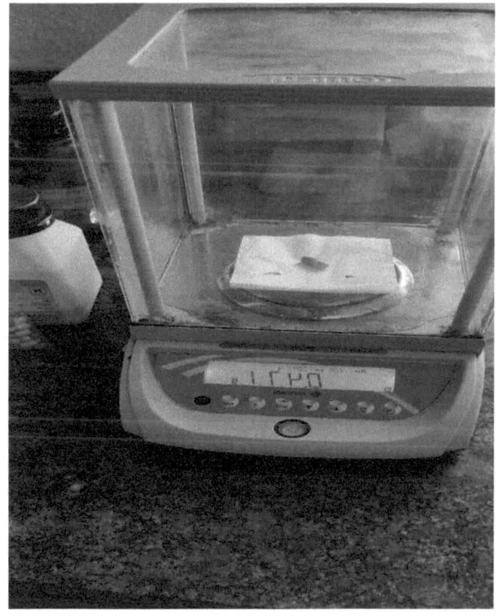

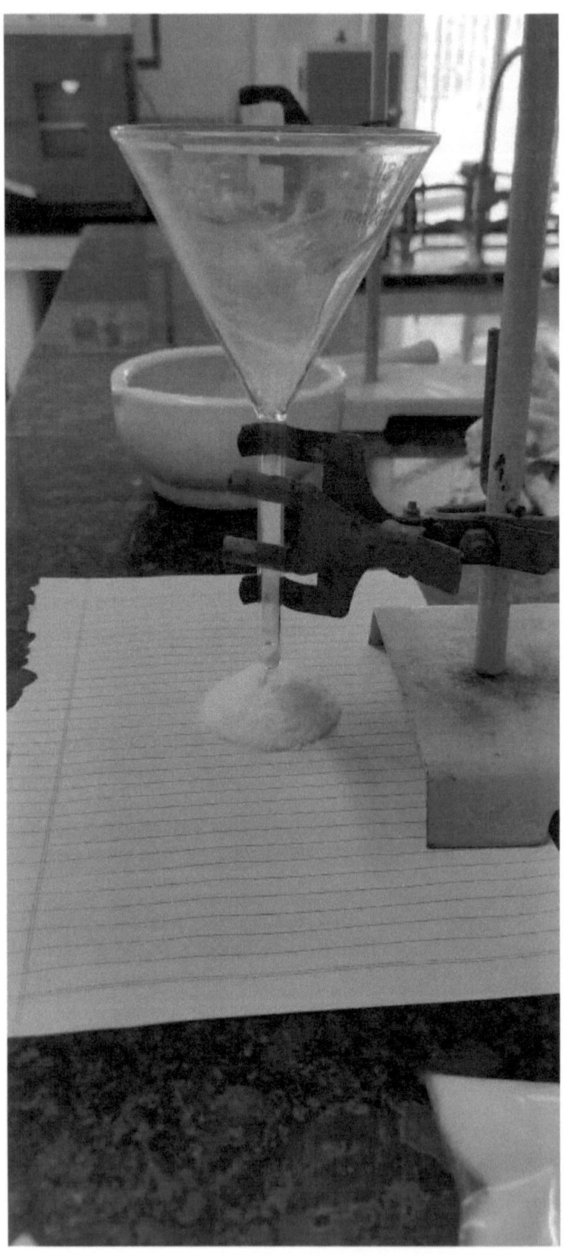

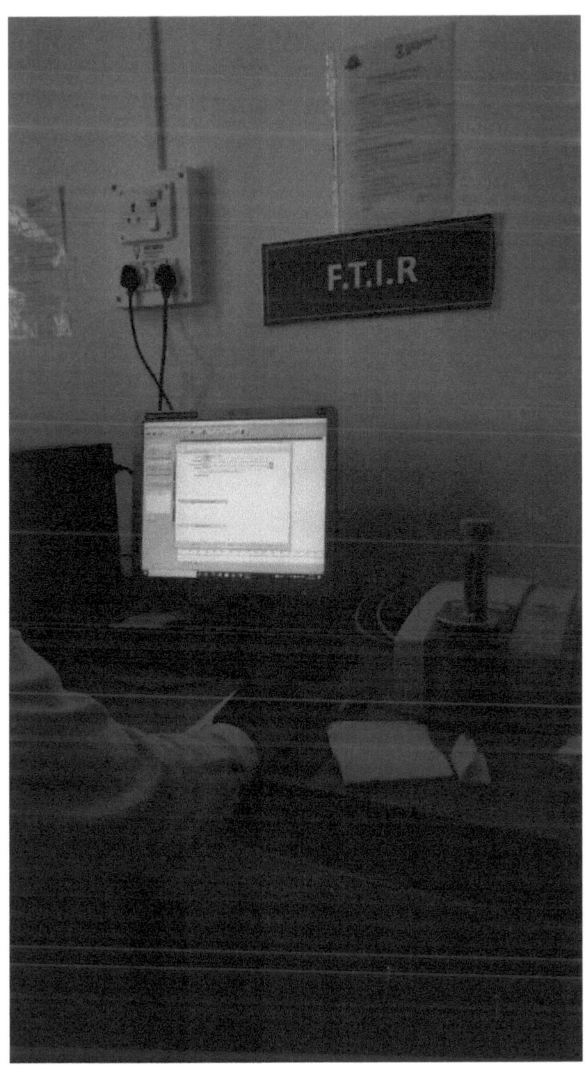

F.T.I.R

ÍNDICE DE CONTEÚDOS

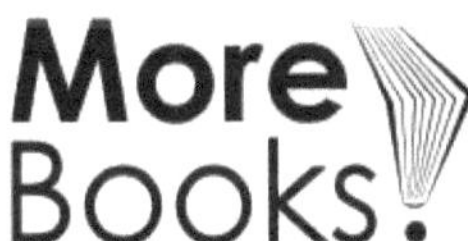

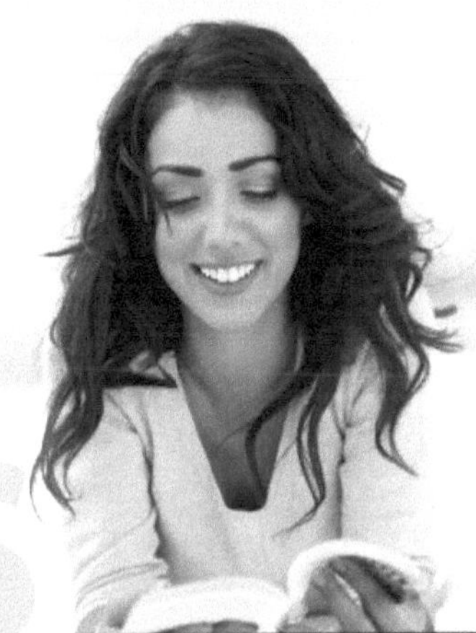

I want morebooks!

Buy your books fast and straightforward online - at one of world's fastest growing online book stores! Environmentally sound due to Print-on-Demand technologies.

Buy your books online at
www.morebooks.shop

Compre os seus livros mais rápido e diretamente na internet, em uma das livrarias on-line com o maior crescimento no mundo! Produção que protege o meio ambiente através das tecnologias de impressão sob demanda.

Compre os seus livros on-line em
www.morebooks.shop

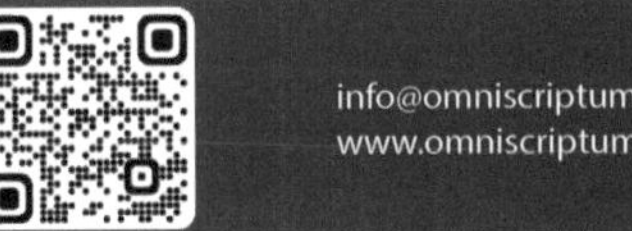

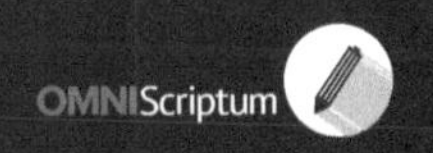

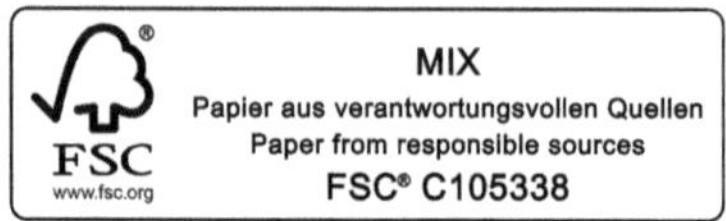

Printed by Books on Demand GmbH, Norderstedt / Germany